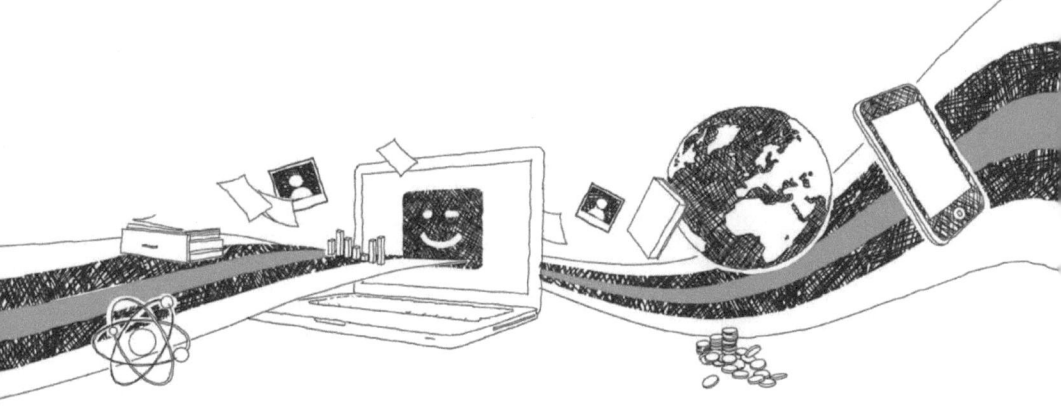
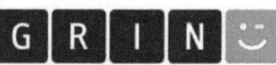

Bibliografische Information der Deutschen Nationalbibliothek:

Die Deutsche Bibliothek verzeichnet diese Publikation in der Deutschen National-
bibliografie; detaillierte bibliografische Daten sind im Internet über http://dnb.d-
nb.de/ abrufbar.

Impressum:

Copyright © 2015 GRIN Verlag
Druck und Bindung: Books on Demand GmbH, Norderstedt Germany
ISBN: 9783668645028

Dieses Buch bei GRIN:

https://www.grin.com/document/413377

Franziska Knorr

Inwieweit kann die Einführung spezieller Schulungsangebote für Pflegepersonal das Dysphagie-Management verbessern und Folgen einer Schluckstörung verringern?

Erläuterung am Beispiel des "SSA" n. Perry mittels systematischer Literaturrecherche

GRIN Verlag

GRIN - Your knowledge has value

Der GRIN Verlag publiziert seit 1998 wissenschaftliche Arbeiten von Studenten, Hochschullehrern und anderen Akademikern als eBook und gedrucktes Buch. Die Verlagswebsite www.grin.com ist die ideale Plattform zur Veröffentlichung von Hausarbeiten, Abschlussarbeiten, wissenschaftlichen Aufsätzen, Dissertationen und Fachbüchern.

Besuchen Sie uns im Internet:

http://www.grin.com/

http://www.facebook.com/grincom

http://www.twitter.com/grin_com

Inhaltsverzeichnis

1. Einleitung

Schlucken ist ein komplexer physiologischer Prozess, der den Transport von Speichel, Flüssigkeit und Nahrung von der Mundhöhle bis in den Magen beschreibt (vgl. Richter 2010: 336). Dieser Ablauf ist für die meisten Menschen automatisiert, wodurch ihm kaum bis keine Beachtung geschenkt wird. Allerdings gibt es auch zahlreiche Personen, deren Schluckakt aufgrund verschiedenster Ursachen beeinträchtigt ist. Insbesondere Personen nach einem Schlaganfall leiden häufig unter einer Schluckstörung oder auch Dysphagie. Laut Prosiegel und Buchholz sind etwa 50% der Schlaganfallpatienten in der Akutphase und 25% in der chronischen Phase betroffen (vgl. 2006: 52).

Um Dysphagien frühzeitig zu erkennen und entsprechende Therapieverfahren anwenden zu können, ist eine umfangreiche Diagnostik nötig (►vgl. Kapitel 4.2). Diese Prozedur sollte idealerweise durch qualifizierte Logopäden[1] erfolgen, was jedoch aufgrund personeller Gründe nicht immer der Fall ist (vgl. Martino et al. 2011: 11). Aufgrund oben dargestellter Zahlen und die durch eine Schluckstörung auftretenden Risiken, ist jedoch eine umfassende Dysphagie-Diagnostik notwendig. Angesichts dieser Tatsachen beschäftigten sich in den vergangenen Jahren immer mehr Autoren mit der Entwicklung eines systematisierten Dysphagie-Managements (vgl Martino et al. 2011, Ickenstein et al. 2012 und Prosiegel et al. 2012) (►vgl. Kapitel 4.3). Infolge dessen gewinnt die Implementierung einfacher und schneller Dysphagie-Screenings unter anderem durch Pflegepersonal immer mehr an Bedeutung (vgl. Martino et al. 2011, Ickenstein et al. 2012, Prosiegel et al. 2012). Mit Hilfe solcher Screening-Methoden können Hochrisikopatienten sofort erkannt und durch anschließende klinische und apparative Untersuchungsmethoden durch Logopäden sofort weiterbehandelt werden.

Um einheitliche Dysphagie-Screenings einzuführen, sind spezielle Schulungsangebote erforderlich. Laut Boye gewinnt der Aspekt der Beratung und Schulung in den vergangenen Jahren in der Gesundheitsversorgung zunehmend an Bedeutung und ist somit bereits in vielen Bereichen vorzu-

---

[1] In der Arbeit wird der Begriff des Logopäden stellvertretend für alle Nachbarprofessionen verwendet. Aufgrund des Leseflusses wird Einfachheit halber nur die männliche Form verwendet. Selbstverständlich sind beide Geschlechter gemeint.

finden (2013: 5ff.). Ebenfalls spielt der Aspekt der Prävention im Rahmen eines Dysphagie-Managements eine bedeutsame Rolle (▶vgl. Kapitel 3).

Ein optimales Dysphagie-Management umfasst ein interdisziplinäres Dysphagie-Team bestehend aus Logopäden, Ernährungsfachkräften, Ärzten, Pflegekräften sowie Ergo- und/ oder Physiotherapeuten (vgl. Martino et al. 2011: 53ff.). Martino et al. beschreibt vor allem das Pflegepersonal aufgrund seines Aufgabenfeldes als „Schlüsselfigur des Dysphagie-Teams" (2011: 55). Angesichts dieses Aspekts werden im Rahmen der Arbeit vor allem Screening-Verfahren, die speziell für Pflegekräfte entwickelt wurden, bearbeitet. Recherchen hierzu ergaben unter anderem die Auswahl des „Standardized Swallowing Assessment (SSA)" nach Perry, auf welches in der Arbeit detailliert eingegangen wird (▶vgl. Kapitel 4.2).

Anhand oben dargestellter Erkenntnisse sowie prognostischer Aspekte, behandelt die Arbeit die Frage, ob eine Einführung spezieller Schulungsangebote für Pflegepersonal das Dysphagie-Management verbessern und somit Folgen einer Schluckstörung verringern können (▶vgl. Kapitel 2).

Hierzu werden zunächst theoretische Hintergründe (▶vgl. Kapitel 4) und anschließend methodische Vorgehensweisen der wissenschaftlichen, systematischen Literaturrecherche erläutert. Im Rahmen der Literaturrecherche werden Vorgehensweise, einbezogene Datenbanken und Qualitätskriterien zur Studienauswahl skizziert. Anschließend findet eine evidenzbasierte Bewertung der Studien statt (▶vgl. Kapitel 5). Die systematische Literaturrecherche orientiert sich am Suchprozess nach LoBiondo-Wood & Haber (2005) und wird anschließend mit einer Ergebnisdarstellung (▶vgl. Kapitel 6) abgerundet. Den Abschluss der Arbeit bilden eine Diskussion sowie ein Fazit und Ausblick (▶vgl Kapitel 7).

2. Fragestellung

Laut Prosiegel und Buchholz gehen zahlreiche neurologische Erkrankungen mit einer Dysphagie einher. Vor allem der Schlaganfall zählt zu der häufigsten Ursache einer Schluckstörung. Um eine Schluckstörung möglichst schnell zu erkennen und zu behandeln, ist ein entsprechendes Dysphagie-Screening nötig. Dies geschieht in den meisten Fällen durch qualifizierte Logopäden. Da die Anzahl solcher Fachleute jedoch zum Teil begrenzt ist, werden Alternativen zur frühzeitigen Erkennung von Schluckstörungen benötigt (vgl. Martino et al. 2011: 11). Angesichts dieser Tatsachen beschäftigten sich in den vergangenen Jahren immer mehr Autoren mit der Entwicklung eines systematisierten und interdisziplinären Dysphagie-Managements mit unter anderem dem Ziel Dysphagie-Screenings auch von anderen Fachgruppen, wie beispielsweise dem Pflegepersonal durchführen lassen zu können (vgl. Martino et al. 2011, Ickenstein et al. 2012 und Prosiegel et al. 2012). Zur optimalen Durchführung solcher Screening-Verfahren sind jedoch spezifische Fortbildungen bzw. Schulungen nötig.

Aufgrund dieser Aspekte wird im Rahmen der Arbeit die Frage bearbeitet, inwieweit eine Einführung spezieller Schulungsangebote für Pflegepersonal das Dysphagie-Management verbessern und Folgen einer Schluckstörung verringern können. Hinsichtlich dieser Fragestellung wird vor allem das Screeningverfahren „Standardized Swallowing Assessment (SSA)" nach Perry bearbeitet. Hierzu wurde eine systematische Literaturrecherche angewandt.

3. Handlungsfelder: Beratung, Schulung, Prävention

3.1 Definition: Beratung und Schulung

„Beratung ist eine (meist) freiwillige, eher kurzfristige, soziale Interaktion zwischen mindestens zwei Personen" (Chilla et al. 2014: 185; zit. n. Sickendick et al. 2008). Beratung verfolgt das Ziel, Entscheidungs- und Handlungssicherheiten zu verbessern. Grundsätzlich wird zwischen Expertinnenberatung oder –information und Prozessberatung unterschieden. Im Rahmen einer Informationsberatung gibt der Berater seine Kenntnisse weiter, wohingegen bei einer Prozessberatung lediglich der Ratsuchende die Neustrukturierung und –bewertung vorhandener Informationen vornehmen kann. In der Realität sind jedoch meistens beide Formen miteinander verknüpft. (vgl Chilla et al. 2014: 185).

Angesichts der Informationsberatung nehmen unter anderem Schulungsangebote einen immer bedeutenderen Aspekt in vielen Bereichen im Gesundheitswesen ein (vgl. Boye 2013: 5). Neben dem Hauptziel der verbesserten Patientenversorgung, wird eine Verbesserung gesundheitsökonomischer Aspekte, wie die Reduktion von Krankheitsrisiken und –verschlimmerungen sowie die Minimierung anfallender Kosten angestrebt (vgl. Boye 2013: 12).

3.2 Schnittstellen zwischen Beratung, Schulung und Prävention

Zu Beginn dieses Kapitels wird der Begriff Prävention genauer definiert und anschließend den Begrifflichkeiten Beratung und Schulung gegenübergestellt.

Das Wort Prävention stammt, wie so viele medizinische Begrifflichkeiten aus dem Lateinischen „praevenire" und bedeutet so viel wie „zuvorkommen, verhüten" (vgl. Braun, Steiner 2012: 24). Prävention wird grundsätzlich in drei Bereiche unterteilt: Primär-, Sekundär- und Tertiärprävention. Während Primärprävention Risiken vorbeugen soll, beschäftigt sich die Sekundärprävention damit, unerwünschte Ereignisse, die noch nicht eingetreten sind, zu vermeiden. Tertiärprävention beschreibt letztendlich die Beeinflussung einer eingetretenen negativen Entwicklung und der Vermeidung von Verschlimmerung (vgl. Braun, Steiner 2012: 25f.). Prävention hat demnach das Ziel, ein Risiko zu erfassen bzw. zu erkennen. Dies kann allerdings nur erfolgen, wenn Wissen über bestimmte Risikogruppen bzw. –faktoren und über geeignete Beobachtungszeiträume vorhanden ist (vgl. Braun, Steiner 2012: 24). Folglich dieser Voraussetzungen sind Beratungs- bzw. Schulungsangebote für Berufsgruppen, die mit risikodefinierten Zielgruppen (z.B. Schlaganfallpatienten) arbeiten, nötig. Wie bereits in Kapitel 3.1 erwähnt, soll dadurch vor allem die Patientenversorgung verbessert und Krankheitsrisiken oder eine Krankheitsverschlimmerung verringert werden.

3.3 Relevanz in der Logopädie

„Logopädinnen und Logopäden arbeiten selbständig und eigenverantwortlich im Gebiet von Sprache, Sprechen, Stimme, Hören sowie Schlucken, die wesentliche Fundamente menschlicher Kommunikation und Lebensqualität sind" (dbl 2005). Neben den Kernbereichen Diagnostik, Therapie und Rehabilitation erwerben Logopäden zudem Fachwissen in den Bereichen Prävention und Beratung (vgl. dbl 2005). Braun, Steiner erwähnen zudem, dass im europäischen Zusammenschluss der Berufsverbände die Primär- und Sekundärprävention zum Kerngebiet des logopädischen Aufgabenfeldes zählen (vgl. 2012: 19).

Durch die in den vergangenen Jahren immer mehr in den Vordergrund tretende International Classification of Functioning, Disability and Health (ICF), ist die Gesundheitsförderung und Prävention zusätzlich in den gesellschaftspolitischen Fokus gerückt (vgl. Braun, Steiner 2012: 14ff.). Laut einer Umfrage von Schwappach (2004) sind über 80% der Befragten der Meinung, dass Prävention und Früherkennung einen zentralen Aspekt des Gesundheitssystems einnehmen sollte. Dies liegt zum einen an der umfassenden finanziellen Neuordnung von sozialen Sicherungssystemen, beispielsweise aufgrund der demografischen Entwicklung, aber auch am zunehmenden Bedeutungsgewinn der Salutogenese in der Gesellschaft (vgl. Braun, Steiner 2012: 18).

4. Theoretischer Hintergrund

4.1 Störungsbild Dysphagie

In diesem Abschnitt werden zu Beginn verschiedene Definitionen des Störungsbildes Dysphagie dargestellt. Anschließend wird auf Ursachen, Leitsymptome und Folgen einer Schluckstörung eingegangen.

Durch bestimmte Grunderkrankungen kann der physiologische Schluckvorgang gestört werden, wodurch eine Schluckstörung bzw. Dysphagie entstehen kann. Dysphagie leitet sich vom griechischen Wort „dys" = „gestört" und „phagein", was so viel bedeutet wie „essen" ab (vgl. Prosiegel, Weber 2013: 7).

„Unter einer Dysphagie versteht man eine Störung der Aufnahme, der Zerkleinerung oder des Transports von Nahrung/ Flüssigkeiten in der oralen, pharyngealen oder ösophagealen Phase, einschließlich des Transports von Speichel und Sekret" (Böhme 2003: 404).

Nach Bartolome und Neumann (2006: 16) wird der Schluckvorgang definiert als: „...Transport von Nahrung, Flüssigkeit, Speichel und Sekret aus der Mundhöhle durch den Rachenraum und die Speiseröhre bis zum Magen. Gestörtes Schlucken wird als Dysphagie bezeichnet."

„Difficulty in SWALLOWING which may result from neuromuscular disorder or mechanical obstruction. Dysphagia is classified into two distinct types: oropharyngeal dysphagia due to malfunction of the PHARYNX and UPPER ESOPHAGEAL SPHINCTER; and esophageal dysphagia due to malfunction of the ESOPHAGUS." (Pubmed 2015)

Eine Dysphagie kann zahlreiche Ursachen haben. Insbesondere neurologische Erkrankungen gehen mit einer Schluckstörung einher. Eine der meisten Ursachen ist der Schlaganfall. Die Häufigkeit einer Schluckstörung bei einem Schlafanfall liegt in der Akutphase bei etwa 50% und in der chronischen Phase bei ca. 25% (vgl. Prosiegel, Buchholz 2006: 52). Laut Prosiegel und Buchholz sind zudem häufig mit Schluckstörungen assoziierte Erkrankungen Schädelhirntraumen, Tumoren, Parkinson-Syndrome und sonstige Erkrankungen mit Bewegungsstörungen, zum Beispiel Chorea Huntington, entzündliche Erkrankungen wie Multiple Sklerose (MS) oder degenerative Motoneuronen-Erkrankungen wie Amyotrophe Lateralsklerose (ALS). Aber auch operative Eingriffe, Medikamente oder psychogene Erkrankungen können Ursache einer Dysphagie sein (vgl. Prosiegel, Buchholz 2006: 52ff.).

In diesem Abschnitt werden die Leitsymptome einer Dysphagie sowie deren Folgen erläutert.

„Leaking … ist das unkontrollierte vorzeitige Entweichen/ Entgleiten oraler Bolusteile – nach vorn, also aus dem Mund (anteriores Leaking) oder nach hinten in den Rachenraum (posteriores Leaking). Das posteriore Leaking wird auch als Pooling … bezeichnet." (Prosiegel, Weber 2013: 36).

Unter Residuen versteht man verbliebene Bolusreste unter anderem in den Wangentaschen, Vallecule, Sinus piriformes oder Pharynxwand nach ausgelöstem Schluckakt. Diese Bolusreste können folglich in den Kehlkopfeingang eintreten (postdeglutitiv penetrieren) oder schlimmsten Falls in die Luftröhre gelangen (postdeglutitiv aspirieren) (vgl. Prosiegel, Weber 2013: 38).

Penetration kann sowohl laryngeal als auch nasal erfolgen. Eine laryngeale Penetration beschreibt das Eintreten von unter anderem Speichel, Speiseresten oder Flüssigkeiten in den Kehlkopfeingang, ohne die Stimmlippen zu passieren. Unter nasale Penetration, auch bezeichnet als Regurgitation versteht man das Eindringen von oben genannten Materialien in den Nasenraum. (vgl. Prosiegel, Weber 2013: 38f.). Bartolome et al. beschreibt Regurgitation auch als „retrograde Bewegungen der ösophagealen Muskulatur, die sogar ein Wiederauswürgen aus der Speiseröhre in den Rachen, Mund und/ oder Kehlkopf bewirken kann" (2006: 462). Häufige Folge einer laryngealen Penetration ist eine Aspiration (vgl. Prosiegel, Weber 2013: 40).

Die Aspiration ist das gefährlichste Symptom einer Schluckstörung. Bei ihr dringen unter anderem Speichel, Flüssigkeiten oder Speisereste in die Luftwege unterhalb der Stimmlippenebene, das heißt in die Trachea ein. Folgen können Luftnot, Erstickungsgefühl oder sogar Ersticken sein. Aspirationen können auch still, das heißt unbemerkt verlaufen (Prosiegel, Weber 2013: 41ff.).

Weitere dysphagiebedingte Folgen sind Malnutration, Dehydration, Lungenentzündungen sowie eine eingeschränkte Lebensqualität oder sogar

Tod durch dysphagiebedingte Aspirationspneumonien (vgl. Prosiegel, Weber 2013: 82ff.).

4.2 Diagnostikmethoden

Um eine Schluckstörung frühzeitig zu erkennen, sind ausführliche Diagnostik-Methoden erforderlich, auf die im Folgenden genauer eingegangen wird.

Die Diagnostik unterteilt sich meist in mehrere Phasen, die Angaben der Autoren variieren jedoch. Prosiegel, Buchholz, Bartolome und Weber empfehlen zur Dysphagie-Diagnostik eine ausführliche Anamnese in Form einer Eigen- oder Fremdanamnese vor dem Hintergrund der International Classication of Functioning, Disability and Health (ICF), eine klinische Schluckuntersuchung (KSU) sowie ergänzende apparative Untersuchungsmethoden (vgl. 2006: 67ff., 156ff. und 2013: 115ff.). Zu den wichtigsten apparativen Verfahren der instrumentellen Diagnostik zählen die Videoendoskopie und die Videofluoruskopie (vgl. Prosiegel, Weber 2013: 129). Die klinische Schluckuntersuchung unterteilt sich in ein Screening-Verfahren und eine ausführliche klinische Schluckuntersuchung durch Fachpersonal. Die ersten Screening-Verfahren können auch von Pflegefachkräften durchgeführt werden. Geeignete Testverfahren hierzu sind beispielsweise der von Trapl et al. (2007) entwickelte Gugging Swallowing Screen (GUSS) und das von Perry (2001) aufgestellte Standardisierte Schluckassessment (engl. Standardizes Swallowing Assessment) (SSA).

Im Nachfolgenden wird das Standardisierte Schluckassessment nach Perry, welches in den Leitlinien der Deutschen Gesellschaft für Neurologie (DGN) empfohlen wird, detailliert dargestellt.

Prosiegel et al. (2012: 1590) beschreibt, dass durch die geringe Verfügbarkeit qualifizierter Logopäden in Krankenhäusern eine rechtzeitige und umfangreiche Befundung von Schlaganfallpatienten nur schwer möglich ist. Aus diesem Grund wurde das Standardisierte Schluckassessment (SSA) von Perry zur Erhebung des Schluckstatus innerhalb der ersten 24 Stunden durch Pflegepersonal entwickelt. Mittels dieses Verfahrens können Patienten mit einer Schluckstörung sofort identifiziert und anschließend durch Logopäden untersucht werden (vgl. Prosiegel, Weber 2013: 121). Das SSA besteht insgesamt aus drei Komponenten. Zum einen sind ausreichende Wachheit, senkrechte Sitzposition sowie Kopfkontrolle über einen Zeitraum von ca. 15 Minuten Untersuchungsvoraussetzungen. Schutzmechanismen wie Husten, Speichelkontrolle und Atmung müssen intakt sein. Sind diese Aspekte positiv, findet ein Wassertest statt. Sind Abweichungen oder sonstige Auffälligkeiten innerhalb dieser Maßnahmen zu beobachten, wird ein Logopäde konsultiert, der dann über weitere diagnostische, therapeutische und diätische Maßnahmen entscheidet (vgl. Prosiegel, Weber 2013: 121f.). Die genaue Prozedur des Standardized Swallowing Assessments wird in ▶Anlage 1 dargestellt.

4.3 Skizzierung des Dysphagie-Managements in der akuten Schlaganfallphase n. Martino et al. 2011, Ickenstein et al. 2012 und Prosiegel et al. 2012

„In Industriestaaten nimmt das Thema Dysphagie in der Schlaganfallversorgung einen immer größeren Stellenwert ein", so Martino et al. (2011: 5). Auch Ickenstein et al. betont die zunehmende Entwicklung von Dysphagie-Managements innerhalb der neurologischen Komplexbehandlung auf Stroke Units (vgl. 2012: 188). Zudem entwickelte die Deutsche Gesellschaft für Neurologie (DGN) sowie die Deutsche Schlaganfall-Gesellschaft Expertenempfehlungen im Bereich des Dysphagie-Managements (vgl. Prosiegel et al. 2012: 1590). Diese Empfehlungen sind bereits allgemein anerkannt, im Zertifizierungskatalog des DSG implementiert und Bestandteil der Komplexbehandlung Schlaganfall. Allerdings gibt es noch keine Daten zur praktischen Umsetzung der relevanten Instrumente (vgl. Ickenstein et al. 2012: 190). Auch wird die Implementierung einer einheitlichen und standardisierten Schluckdiagnostik diskutiert (vgl. Prosiegel et al. 2012: 190).

Ein weiterer Aspekt eines optimalen Dysphagie-Managements ist die Arbeit im interdisziplinären Team, idealerweise bestehend aus Logopäden, Pflegekräften, Ärzten, Ernährungsfachkräften und Ergo- oder Physiotherapeuten (vgl. Martino et al. 2011: 53). Da die limitierte Anzahl qualifizierter Logopäden in Krankenhäusern eine frühzeitige Befundung der Betroffenen erschwert, wird ein schnelles Dysphagie-Screening vor allem durch ausgebildete Pflegekräfte oder auch anderen Mitgliedern des Dysphagie-Teams empfohlen (vgl. Martino et al. 2011: 11, Ickenstein et al.

2012: 190, Prosiegel et al. 2012: 1590ff.). Martino et al. beschreibt vor allem das Pflegepersonal aufgrund seines Aufgabenfeldes als „Schlüsselfigur des Dysphagie-Teams" (2011: 55). Aufgrund dieser Tatsache wurden vor allem Dysphagieassessments für Pflegepersonen entwickelt. Etges et al. (2014) schlussfolgern in ihrer Arbeit, dass es keine übereinstimmende Meinung für das beste oder richtige Dysphagie-Screening gibt. Professionen können individuell entscheiden, welche Verfahren sich am besten für die jeweiligen Anforderungen eignen.

Ziel eines Dysphagie-Managements ist vor allem die Verhinderung oder Minimierung medizinischer Komplikationen infolge einer Dysphagie, aber auch die Verkürzung der Krankenhausverweildauer (vgl. Martino et al. 2011: 33), sowie Reduktion anfallender Kosten (vgl. Martino et al. 2011: 11).

5. Systematische Literaturrecherche

Im Rahmen dieser Arbeit soll ein Überblick über derzeitige wissenschaftliche Arbeiten und Studien zum Thema Schulungsangebote für Pflegepersonal zur Verbesserung des Dysphagie-Managements und Reduzierung von Dysphagiefolgen gegeben werden. Die systematische Literaturrecherche wird hierbei orientierend am Suchprozess nach LoBiondo-Wood & Haber (vgl. Kleibel 2012: 7ff.) dargestellt.

5.1 Vorgehensweise und einbezogene Datenbanken

Bevor mit einer systematischen Literaturrecherche begonnen wurde, erfolgte die Themenauswahl (▶vgl. Einleitung). Infolge dessen fand eine Grobrecherche zur dargestellten Thematik statt, in der vor allem Lehrbücher, Artikel, Zeitschriften und Google Scholar verwendet wurden.

Nach der Grobrecherche wurde die Forschungsfrage entwickelt und entsprechende Schlagwörter, die für die spätere Recherche relevant sein könnten, gesammelt. In der nachfolgenden Recherchephase wurde sich mit der Auswahl essentieller Suchhilfen wie Fachdatenbanken und Bibliothekskatalogen befasst. In diesen wurde anschließend mit Hilfe systematisch festgelegter Suchstrategien nach passender Literatur gesucht (vgl. Kleibel 2012: 7ff.). Dieser Prozess wird im Nachfolgenden detailliert beschrieben:

Da eine reine deutschsprachige Literaturrecherche für den oben dargestellten Themenbereich nicht genügte, wurden neben deutschsprachigen Datenbanken auch englischsprachige in Erwägung gezogen. Für den deutschsprachigen Raum wurden die Suchmaschine „Medpilot" mit dem Katalog der „Deutschen Zentralbibliothek für Medizin (ZB MED)", das „Deutsche Institut für Medizinische Dokumentation und Information (DIMDI)" und die Leitlinien der „Deutschen Gesellschaft für Neurologie (DGN)" genutzt. Englischsprachige Datenbanken waren „Cochrane", „Pubmed" und „Medline".

Im folgenden Abschnitt werden Suchkriterien und –strategien der jeweiligen Datenbanken erläutert.

Da es sich bei der Arbeit um eine wissenschaftliche, systematische Literaturrecherche handelt, wurde eine sensitive Suche angewandt, was eine umfangreiche Suche darstellt. Innerhalb des Suchprozesses wurden somit zahlreiche relevante aber auch nicht relevante Literaturarbeiten gesichtet.

Die Recherche fand mit ausgewählten Suchbegriffen statt. Zu Beginn des Suchprozesses wurde eine Schnellsuche innerhalb der Datenbanken durchgeführt. Thematisch passende Begriffe wurden in der Schnellsuchleiste eingegeben, was allerdings zu zahlreichen unstrukturierten Literaturergebnissen führte. Aufgrund dieser Tatsache wurden boolesche Verknüpfungen verwendet, wodurch Suchen erweitert oder eingeschränkt werden konnten. Innerhalb der Suche wurden ausschließlich UND/ AND-Verknüpfungen genutzt (vgl. Kleibel 2012: 19).

In den deutschsprachigen Suchmaschinen oder Leitlinien wurde nach folgenden Schlagwörtern gesucht: Schluckstörung, Dysphagie, Standardized Swallowing Assessment (SSA), Dysphagie-Management, Dysphagie-Screening, Schluckdiagnostik. Für den englischsprachigen Bereich waren es Schlüsselwörter wie dysphagia, dysphagia screening, dysphagia screening nurse, dysphagia screening assessment, nursing dysphagia, nursing staff dysphagia, swallowing disorder und nursing staff.

Eine thematische Einschränkung war durch das festgelegte Themengebiet gegeben. Außerdem wurden Trefferzahlen durch das Setzen von Filtern und Limits in den jeweiligen Datenbanken eingeschränkt bzw. erweitert, wodurch Suchergebnisse systematischer aufgezeigt wurden.

Die jeweiligen Suchkriterien (Filter, Limits) werden in der nachfolgenden Tabelle für jede Datenbank detailliert dargestellt.

Datenbank	Suchkriterien
DIMDI	• Sprache: Deutsch • Jahr: 2012-2015
Cochrane	• Database: Trial and Methods Studies • Jahr: 2010-2015
Medpilot	• Sprache: Deutsch • Jahr: 2000-2015
Medline	• Sprache: Englisch • Jahr: 2000-2015
Pubmed	• Clinical Trial • Publication dates: 5years • Humans

(eigene Darstellung)

In der Datenbank Pubmed wurden neben oben dargestellten Filtern noch zusätzliche Suchstrategien angewandt. Auf der Startseite von Pubmed werden unterschiedliche Kategorien und Links, wie zum Beispiel Online-Hilfen mit dazugehörigen Tutorials, die Schlagwortdatenbank MeSH Database aber auch spezifische Suchmöglichkeiten aufgelistet. Besonders die Suchmöglichkeit Clinical Queries oder methodologischer Filter wurde in der Arbeit gebraucht. Clinical Queries ermöglichen, mit Hilfe vorgefertigter und komplexer Suchstrategien das Finden von Literaturergebnissen speziell zu Ätiologie, Diagnostik, Therapie, Prognose und zu systematischen Reviews. Dadurch kann Literatur zu spezifischen Fragestellungen gefunden werden (vgl. Kleibel 2012: 36f.). Innerhalb der Arbeit wurden demnach wie folgt vorgegangen: In der Suchzeile wurden die Schlagwörter dysphagia screening und nurse mit der boolesche Verknüpfungen AND eingegeben. Anschließend wurde in der Rubrik Clinical Study Categories nach Diagnosis (=(Category) und narrow (=scope) gesucht, was eine Trefferzahl von 13 ergab.

In der in ▶Anlange 2 dargestellten Tabelle werden verwendete Suchbegriffe unter Berücksichtigung oben aufgeführter Suchkriterien in den jeweiligen Datenbanken systematisch aufgelistet. Zudem werden die jeweiligen Trefferzahlen sowie die Anzahl der für die Arbeit relevanten Treffer genannt.

5.2 Qualitätskriterien zur Studienauswahl

Die Implementierung der evidenzbasierten Praxis (EBP) in den logopädischen Alltag hat in den letzten Jahren immer mehr an Bedeutung gewonnen (vgl. Borgelt 2015: 24). Mit Hilfe der EBP soll in der Forschung entstandenes Wissen in die Praxis übertragen werden (vgl. Beushausen 2005: 7). „Die praktisch tätige TherapeutIn soll mit Hilfe von EBP über den aktuellen Stand der Forschung im Bilde sein, um auf dieser Basis ihre täglichen Entscheidungen in Diagnostik- und Therapie zu fällen" (Beushausen 2005: 7).

Diagnostik stellt einen integralen Bestandteil der Logopädie und Sprachtherapie dar und ist somit ein herausfordernder Prozess für alle Therapeuten (vgl. Beushausen 2007: 9ff.). Beushausen betont, dass sich die Entwicklung, Standardisierung und Normierung logopädischer und sprachtherapeutischer Diagnostikverfahren in den letzten Jahren stark etabliert haben. Derzeit stehen den Praktikern bereits zahlreiche Diagnostikverfahren zur Verfügung. Mittels spezieller Kriterien soll die Auswahl gezielter Verfahren vereinfacht werden (vgl. Beushausen 2007: 11).

Mit Hilfe dieser Kriterien soll die Güte eines Tests bestimmt werden können. Es werden Haupt- und Nebengütekriterien unterschieden. Zu den Hauptgütekriterien zählen Objektivität, Reliabilität sowie Validität (vgl. Beushausen 2007: 31). Hinsichtlich der Objektivität werden Durchführungs-, Auswertung-, sowie Interpretationsobjektivität unterschieden. Eine Beeinflussung der Testergebnisse durch den Untersucher soll dabei ausgeschlossen werden (vgl. Beushausen 2007: 32). Unter Reliabilität oder Zuverlässigkeit versteht man, wie genau ein Test misst. Validität bzw. Gültigkeit hingegen gibt an, ob ein Test das misst, was er angibt zu messen. Hierbei werden inhaltliche Validität, Kriteriumsvalidität und Konstruktvalidität unterschieden (vgl. Beushausen 2007: 33ff.). Im Rahmen der Kriteriumsvalidität werden außerdem die Parameter Sensitivität und Spezifität bearbeitet (vgl. Beushausen, Grötzbach 2011: 122). „Sensitivität ist die Fähigkeit eines Tests, das vorliegende Verhalten zu identifizieren, das heißt, ein positives Ergebnis zu erbringen, wenn der gesuchte Zustand auch vorliegt …" und „Spezifität ist definiert als die Fähigkeit eines Tests, ein negatives Ergebnis zu produzieren, wenn der gesuchte Zustand nicht vorliegt …" (Beushausen, Grötzbach 2011: 122). Ist ein Test sowohl hoch spezifisch als auch hoch sensitiv, ist das ein Indiz für ein ideales Testinstrument (vgl. Beushausen 2007: 37). Abschließend ist festzuhalten, dass Validität, Reliabilität und Objektivität in einem stetigen Abhängigkeitsverhältnis stehen (vgl. Beushausen 2007: 38).

Neben den dargestellten Hauptgütekriterien existieren zudem Nebengütekriterien, wie Normierung, Vergleichbarkeit, Ökonomie und Nützlichkeit (vgl. Beushausen 2007: 38f.).

5.3 Studienbewertung

In diesem Kapitel werden die in den Studien dargestellten Diagnostik-Verfahren hinsichtlich der in 5.2 dargestellten Hauptgütekriterien analysiert. Zudem werden Beurteilungskriterien zur Einschätzung der Güte erläutert. Hierzu wird auf die PEDro-Skala (Physiotherapy Evidence Database) nach Bie & Kool 2004 zurückgegriffen (vgl. Beushausen, Grötzbach 2011: 53).

Studie	Objektivität	Reliabilität	Validität
Dysphagia Bedside Screening for Acute-Stroke Patients (Trapl et al. 2007)	Vorhanden: 95%	keine Angaben	Vorhanden: 100% Sensitivität, 50% Spezifität
Triaging dysphagia: nurse screening for dysphagia in an acute hospital (Cichero J.	keine Angaben	keine Angaben	Vorhanden: Sensitivität 95%, Spezifität 97%

2009)			
Dysphagia Screening Measure for Use in Nursing Homes: A Systematic Review (Park et al. 2015)	keine Angaben	Vorhanden, jedoch keine Werte angegeben	Vorhanden: Sensitivität 68%-100%, Spezifität 52%-100%
A simple bedside stroke dysphagia screen, validated against videofluoroscopy, detects dysphagia and aspiration with high sensitivity (Edmiaston et al. 2014)	keine Angaben	keine Angaben	Vorhanden: Sensitivität 94% bzw. 95%, Spezifität 66% bzw. 50%
Screening tool for dysphagia: a systematic review (Etges et al. 2014)	keine Angaben	keine Angaben	Vorhanden: Sensitivität 79,70%-100%, Spezifität 51%-100%

(eigene Darstellung)

Zusammenfassend ist festzuhalten, dass alle Diagnostikinstrumente das Gütekriterium der Validität beinhaltet. Insbesondere die Parameter Sensitivität und Spezifität werden in den Studien bevorzugt behandelt.

Reliabel ist eins der fünf Diagnostikverfahren. Bei vier Studien konnten keine Angaben zur Reliabilität gefunden werden.

Das Gütekriterium Objektivität war lediglich bei einer der fünf Studien vollständig vorhanden. Die restlichen Studien hingegen beinhalteten keinerlei Angaben zur Objektivität.

Zur weiteren Einschätzung der Güte der Studien wurde die PEDro-Skala verwendet. Eine tabellarische Darstellung der einzelnen Kriterien und deren Bewertung wurde ►Anlage 3 beigefügt.

Lediglich eine der fünf Studien hat mit einer PEDro-Punktzahl von sechs (Studie 1) relativ gut abgeschnitten. Zu drei Bewertungskriterien konnten keine Angaben innerhalb der Studie gefunden werden. Die Qualität dieser Studie kann trotz dessen als relativ gut bewertet werden. Studie 2 und Studie 3 hingegen weisen eine Punktzahl von drei bzw. vier auf und sind dadurch eher wenig qualitativ. Zu jeweils fünf Kriterien konnten ebenfalls keinerlei Angaben in den Studien gefunden werden.

Zwei der ausgewählten Studien waren systematische Übersichtsarbeiteten, weshalb eine Bewertung mittels der PEDro-Skala hierbei nicht möglich war. Auf die Beurteilung dieser Studientypen wird in dieser Hausarbeit nicht weiter eingegangen.

6. Ergebnisdarstellung

Im Nachfolgenden werden ausgewählte Studien exemplarisch skizziert und auf Ergebnisse eingegangen.

<u>Studie 1:</u> Dysphagia Bedside Screening for Acute-Stroke Patients. The Gugging Swallowing Screen (Trapl et al. 2007)

Aufgrund des steigenden Risikos einer Aspirationspneumonie nach einem Schlaganfall gewinnt die Entwicklung einfacher Dysphagie-Screenings zunehmend an Bedeutung. Angesichts dieser Tatsache wurde The Gugging Swallowing Screen (GUSS) entwickelt. Innerhalb der Studie wurden 50 akute Schlaganfallpatienten angesichts ihrer Schluckleistungen beurteilt, 20 durch Logopäden und 30 durch Pflegekräfte. In beiden Gruppen konnte eine hohe Sensitivität (100%) sowie eine Spezifität von 50% bzw. 69% verzeichnet werden. Folglich dessen konnte bewiesen werden, dass Patienten mit einem erhöhten Aspirationsrisiko durch den GUSS frühzeitig erkannt werden können. Somit können auch weitere klinische bzw. instrumentelle Untersuchungen zügig durchgeführt werden. Zusammenfassend ist festzuhalten, dass der GUSS ein einfaches, leicht anwendbares Screening-Verfahren sogar für nichtgeschultes Pflegepersonal darstellt. Abschließend hält Trapl et al. jedoch fest, dass dieses Screening-Verfahren stets mit instrumentellen Untersuchungsmethoden kombiniert werden sollte, um ein ideales Dysphagie-Management gewährleisten zu können. Weitere Forschungen sind hierzu jedoch nötig.

<u>Studie 2:</u> Triaging dysphagia: nurse screening for dysphagia in an acute hospital (Cichero et al. 2009)

Häufige Falschdiagnosen verursachen zusätzliche medizinische und wirtschaftliche Kosten. Zudem sind die meisten Dysphagie-Screenings für den Gebrauch auf Stroke Units spezialisiert. Ziele der Studie waren deshalb, die Entwicklung eines einfachen Dysphagie-Screenings zur Identifizierung aller Dysphagie-Risikopatienten sowie die Entwicklung eines Dysphagie-Training-Programms zur Verbesserung der Compliance des Pflegepersonals. In einer prospektiven, quasi-experimentellen Studie wurden 38 Pflegekräfte im Bereich Dysphagie sowie für die Durchführung des Royal Brisbane and Women´s Hospital dysphagia screening tools (RBWH) geschult. Anschließend wurden 442 Patienten von Pflegekräften mittels dieses Verfahrens gescreent. Die Ergebnisse wurden von Logopäden überprüft. Die Studie ergab eine Sensitivität von 95% und eine Spezifität von 97%. Abschließend ist festzuhalten, dass ein Dysphagie-Screening das Risiko einer Aspirationspneumonie um ein dreifaches senken kann. Der RBWH ist ein schnelles und genaues Screening-Instrument für Pflegekräfte zur Identifikation von Dysphagien. Eine spezielle Ausbildung des Pflegepersonals ist jedoch für eine erfolgreiche Anwendung entscheidend.

Studie 3: A simple bedside stroke dysphagia screen, validated against video-fluoroscopy, detects dysphagia and aspiration with high sensitivity (Edmiaston et al. 2014)

Diese Studie ermittelte die Genauigkeit der Erkennung von Dysphagien und Aspirationen von einfachen Dysphagie-Screenings. Hierzu wurde der von Pflegekräften durchgeführte Barnes-Jewish Hospital-Stroke Dysphagia Screen (BJH-SDS) im Vergleich zum standardisierten Testverfahren der video-flouroscopic swallow study (VFSS) dargestellt. Die Studie überprüfte nicht die Fähigkeit des Pflegepersonals, Dysphagie-Screenings durchzuführen, sondern die Ergebnisgenauigkeit der jeweiligen Messinstrumente. 225 akute Schlaganfallpatienten wurden getestet. Ergebnisse des BJH-SDS ergaben eine hohe Sensitivität (Erkennung von Dysphagien: 94% und Erkennung von Aspiration 95%), wohingegen die Spezifität mit 66% bei der Erkennung von Dysphagien und mit 50% bei der Erkennung von Aspiration eher mäßig ausfiel. Im Großen und Ganzen beschreibt Edmiaston et al. den BJH-SDS jedoch als ein einfaches Screening-Verfahren für Pflegepersonal in akuten Schlaganfall-Einrichtungen, das Dysphagien sowie Aspirationen frühzeitig identifizieren kann. Eine Schulung bezüglich des BJH-SDS ist allerdings notwendig.

Studie 4: Dysphagia Screening Measures for Use in Nursing Homes: A Systematic Review (Park et al. 2015)

In dieser systematischen Übersichtsarbeit wurden Qualität und Durchführbarkeit von Dysphagie-Screenings, die von Pflegepersonal in Pflegeheimen verwendet werden können, ermittelt. Die systematische Literaturrecherche ergab die Wahl des Gugging Swallowing Screen (GUSS) und des Standardized Swallowing Assessments (SSA). Mit einer akzeptablen Reliabilität und Validität (Sensitivität zwischen 68%-100% und Spezifität zwischen 52%-100%) stellen sie geeignete Screening-Instrumente dar. Zudem sind oben genannte Verfahren mit der video-flouroscopic swallow study (VFSS) und fiberendoskopische Schluckuntersuchung (FEES) kombinierbar. Park et al. betont jedoch, dass noch mehr Forschung nötig ist, um die Durchführung solcher Screening-Verfahren in Pflegeheimen zu standardisieren. Zusätzlich empfiehlt Park et al. bei Risiken einer Aspiration einen Arzt oder Logopäden zu konsultieren, um das weitere Dysphagie-Management zu bestimmen. Auf nötige Schulungen für das Pflegepersonal hinsichtlich der einzelnen Screening-Verfahren wurde in der Studie nicht eingegangen.

Studie 5: Screening tool for dysphagia: a systematic review (Etges et al. 2014)

Ziel der Arbeit war es, einen systematischen Überblick über verfügbare Screening-Instrumente für Dysphagien in der Literatur zu erstellen und Eigenschaften und Methoden dieser zu identifizieren. Ergebnisse zeigten, dass die in Screening-Verfahren verwendeten Methoden sehr unterschiedlich sind und für verschiedene Zielgruppen entwickelt wurden. Etges et al. fasst zusammen, dass vor allem Befragungen, Beobachtungen, die Überprüfung orofacialer Bewegungsabläufe und Schluckversuche mit Wasser oder Nahrungsmitteln Hauptbestandteile eines Dysphagie-Screenings seien. Abschließend wird dargestellt, dass kein Konsens über die beste Screening-Methode zur Erhebung einer Dysphagie besteht. Etges et al. betont, dass es von den jeweiligen Professionen abhänge, das passende Screening-Instrument angesichts der Situation und der Anforderungen zu wählen. Dementsprechend sind spezielle Ausbildungen sowie Fachkenntnisse notwendig.

7. Diskussion und Fazit

Den abschließenden Teil der Arbeit bildet eine Reflexion der Ergebnisse sowie ein Fazit und Ausblick.

7.1 Reflexion der Ergebnisse

Viele Autoren beschäftigten sich in den vergangenen Jahren in ihren Arbeiten mit verschiedenen Dysphagie-Screening-Instrumenten. Durch die Verwendung spezieller Dysphagie-Screenings sollen Patienten mit Schluckstörungen frühzeitig erkannt und negative Folgen, wie zum Beispiel Aspirationspneumonien verringert werden. Die Nutzung solcher Screenings optimiert zudem das interdisziplinäre Dysphagie-Management (vgl. Cichero et al. 2009, Edmiaston et al. 2014, Etges et al. 2014, Park et al. 2015, Trapl et al. 2007). Cichero et al. (2009) betont in seiner Arbeit außerdem, dass durch einen adäquaten Gebrauch von Dysphagie-Screenings Falschdiagnosen gesenkt und dadurch zusätzliche wirtschaftliche und medizinische Kosten gesenkt werden können.

Die einzelnen Studien beschreiben zahlreiche unterschiedliche Screening-Methoden, deren unterschiedlichen Durchführungsweisen sowie die damit verbundenen Vor- und Nachteile.

Ein einheitliches Ergebnis für das beste Screening-Verfahren kann jedoch nicht dargestellt werden. Etges et al. (2014) betont, dass es von den Professionen abhänge, das passende Screening-Instrument zu wählen.

Das Gugging Swallowing Screen (GUSS) nach Trapl et al. sowie das Standardized Swallowing Assessment (SSA) nach Perry werden aufgrund ihrer hohen Sensitivität und Spezifität in mehreren Arbeiten als qualifizierte Tools zur frühzeitigen Erkennung von Dysphagien unter anderem durch Pflegepersonal dargestellt (vgl. Park et al. 2015).

Trapl et al. (2007) hält jedoch fest, dass subjektive Screening-Verfahren stets mit instrumentellen Untersuchungsmethoden kombiniert werden sollten, um ein ideales Dysphagie-Management gewährleisten zu können. Weitere Forschungen hierzu sind notwendig.

7.2 Fazit und Ausblick

Abschließend ist festzuhalten, dass sich das Dysphagie-Management im deutschsprachigen Raum bereits weitgehend etabliert hat. Dennoch sind

einige Bereiche noch nicht vollständig erforscht, weshalb weitere Optimie-
rungsprozesse nötig sind (vgl. Martino et al. 2011, Prosiegel et al. 2012).

Die Implementierung einfacher und schneller Dysphagie-Screenings vor
allem durch Pflegepersonal spielt einen wesentlichen Aspekt in der Be-
handlung von Dysphagiepatienten (vgl. Martino et al. 2011, Ickenstein et
al. 2012, Prosiegel et al. 2012). Martino et al. (2011: 55) beschreibt die
Pflege aufgrund ihrer hohen Präsenzzeit als „Schlüsselfigur des Dysphagie-Teams", weshalb dieser Berufsgruppe besondere Aufmerksamkeit innerhalb des Dysphagie-Managements zukommen sollte.

Da es derzeit noch keinen Goldstandard für das beste Dysphagie-
Screening gibt, weshalb die Entscheidung bei den jeweiligen Professionen
liegt, ist es umso wichtiger diese bei ihren Wahlen zu unterstützten. Durch
spezielle Schulungsangebote sowie Fortbildungen könnte theoretisches
sowie praktisches Wissen im Bereich Dysphagie verbessert und eine op-
timierte Patientenversorgung ermöglicht werden. Im Idealfall sollten
dadurch frühzeitige Schluck-Screenings stattfinden, wodurch eine ideale
Dysphagiebehandlung gewährleistet werden könnte.

Cichero et al. (2009: 1650) betont „Given the key role of nurses in acute
care hospitals, enhancing their skills in identifying dysphagia is both logical
and neccessary".

Anlagen

Anlage 1: Standardized Swallowing Assessments (SSA) n. Perry

Übersichten

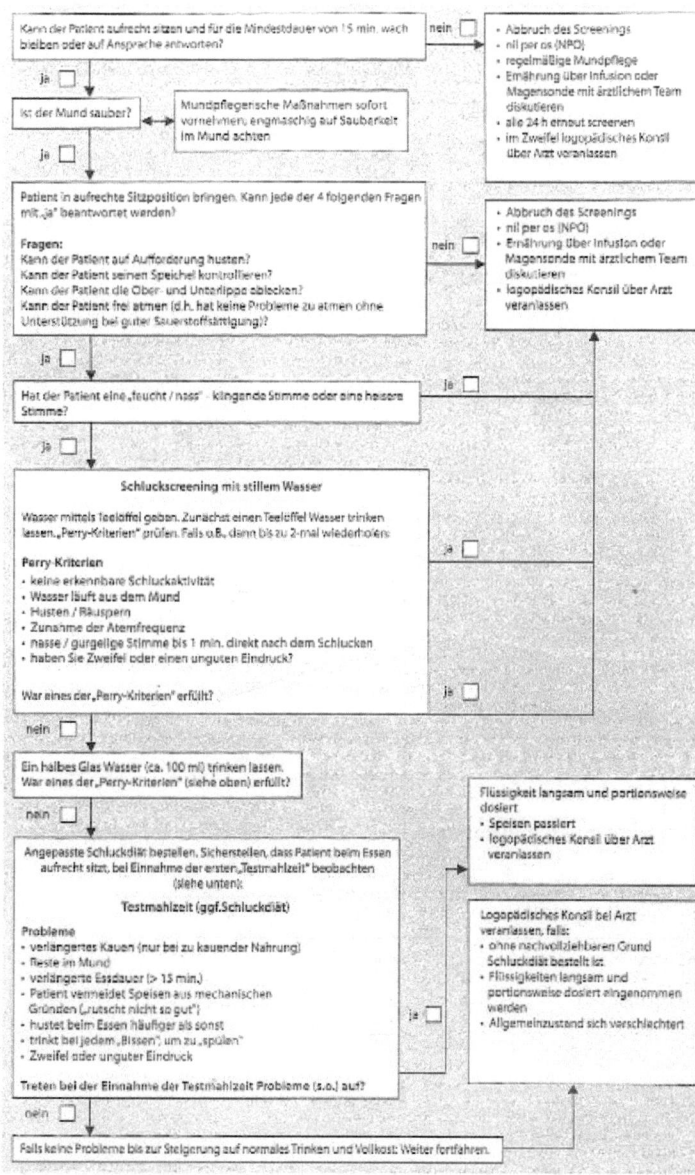

Abb. 1 ◂ Standardisiertes Schluckassessment. (In Anlehnung an Perry [25, 26]; deutsche Übertragung von Hartwenger und Stanschus [12])

(Prosiegel et al. (2012: 1592)

Anlage 2: Schlagwortsuche

Datenbank	Schlagwort	Treffer	Relevante Treffer
DIMDI	Dysphagie	104	0
	Schluckstörung	80	0
	Dysphagiescreening	0	0
	Schluckdiagnostik	0	0
Cochrane	Dysphagia	726	0
	Dysphagia screening	26	0
	Dysphagia screening nurse	4	0
Medpilot	Dysphagie	2021	0
	Schluckstörung	15975	0
	Dysphagie Screening	141	1
	Dysphagiemanagement	18	1
Medline	Dysphagia screening nurse	98	1
	Dysphagia screening	1569	3
Pubmed	Dysphagia	930	0
	Dysphagia screening assessment	69	0
	Dysphagia screening	392	1
	Nursing dysphagia	31	1
	Nursing staff dysphagia	5	0
	Swallowing disorder	748	0
	Nursing staff	838	0

(eigene Darstellung)

Anlage 3: PEDro-Skala

Studie 1: Dysphagia Bedside Screening for Acute-Stroke Patients. The Gugging Swallowing Screen (Trapl et al. 2007)

Kriterium	Inhalt	Bewertung
1	Die Ein- und Ausschlusskriterien wurden spezifiziert.	ja
2	Die Vpn wurden den Gruppen randomisiert zugeordnet.	k.A.
3	Die Zuordnung zu den Gruppen erfolgte verborgen.	k.A.
4	Die Gruppen waren vor der Behandlung vergleichbar.	ja
5	Alle Vpn waren verblindet.	nein
6	Alle Therapeuten, die eine Therapie durchgeführt haben, waren verblindet.	k.A.
7	Alle Untersucher, die mindestens ein Ergebnis gemessen haben, waren verblindet.	ja
8	Von mehr als 85% der ursprünglich den Gruppen zugewiesenen Vpn wurde zumindest ein Ergebnis gemessen.	ja
9	Alle Vpn, die für die Ergebnismessungen zur Verfügung standen, haben die Behandlung oder Kontrollanwendung bekommen. Wenn dies nicht der Fall war, wurden die Daten für zumindest ein Ergebnis durch eine „intention to treat"-Methode analysiert.	ja
10	Für mindestens ein Ergebnis wurde das Resultat statistischer Gruppenvergleiche berichtet.	ja
11	Die Studie berichtet sowohl Punkt- als auch Streuungsmaße für zumindest ein Ergebnis.	ja

Studie 2: Triaging dysphagia: nurse screening for dysphagia in an acute hospital (Cichero J. 2009)

Kriterium	Inhalt	Bewertung
1	Die Ein- und Ausschlusskriterien wurden spezifiziert.	nein
2	Die Vpn wurden den Gruppen randomisiert zugeordnet.	k.A.
3	Die Zuordnung zu den Gruppen erfolgte verborgen.	k.A.
4	Die Gruppen waren vor der Behandlung vergleichbar.	k.A.
5	Alle Vpn waren verblindet.	k.A.
6	Alle Therapeuten, die eine Therapie durchgeführt haben, waren verblindet.	nein
7	Alle Untersucher, die mindestens ein Ergebnis gemessen haben, waren verblindet.	nein
8	Von mehr als 85% der ursprünglich den Gruppen zugewiesenen Vpn wurde zumindest ein Ergebnis gemessen.	ja
9	Alle Vpn, die für die Ergebnismessungen zur Verfügung standen, haben die Behandlung oder Kontrollanwendung bekommen. Wenn dies nicht der Fall war, wurden die Daten für zumindest ein Ergebnis durch eine „intention to treat"-Methode analysiert.	ja
10	Für mindestens ein Ergebnis wurde das Resultat statistischer Gruppenvergleiche berichtet.	k.A.
11	Die Studie berichtet sowohl Punkt- als auch Streuungsmaße für zumindest ein Ergebnis.	ja

Studie 3: A simple bedside stroke dysphagia screen, validated against video-fluoroscopy, detects dysphagia and aspiration with high sensitivity (Edmiaston et al. 2014)

Kriterium	Inhalt	Bewertung
1	Die Ein- und Ausschlusskriterien wurden spezifiziert.	ja
2	Die Vpn wurden den Gruppen randomisiert zugeordnet.	k.A.
3	Die Zuordnung zu den Gruppen erfolgte verborgen.	k.A.
4	Die Gruppen waren vor der Behandlung vergleichbar.	k.A.
5	Alle Vpn waren verblindet.	nein
6	Alle Therapeuten, die eine Therapie durchgeführt haben, waren verblindet.	k.A.
7	Alle Untersucher, die mindestens ein Ergebnis gemessen haben, waren verblindet.	ja
8	Von mehr als 85% der ursprünglich den Gruppen zugewiesenen Vpn wurde zumindest ein Ergebnis gemessen.	ja
9	Alle Vpn, die für die Ergebnismessungen zur Verfügung standen, haben die Behandlung oder Kontrollanwendung bekommen. Wenn dies nicht der Fall war, wurden die Daten für zumindest ein Ergebnis durch eine „intention to treat"-Methode analysiert.	ja
10	Für mindestens ein Ergebnis wurde das Resultat statistischer Gruppenvergleiche berichtet.	k.A.
11	Die Studie berichtet sowohl Punkt- als auch Streuungsmaße für zumindest ein Ergebnis.	ja

Literaturverzeichnis

Bartolome G. (2006): Klinische Eingangsuntersuchung bei Schluckstörungen. In: Bartolome G., Schröter-Morasch H. (Hrsg.): Schluckstörungen. Diagnostik und Rehabilitation. 3. Auflage. München: Elsevier Urban & Fischer. S.155-172.

Bartolome G., Neumann S. (2006): Physiologie des Schluckvorgangs. In: Bartolome G., Schröter-Morasch H. (Hrsg.): Schluckstörungen. Diagnostik und Rehabilitation. 3. Auflage. München: Elsevier Urban & Fischer. S.15-35.

Beushausen U. (2005): Evidenz-basierte Praxis in der Logopädie. Mythos oder Realität. In: Forum Logopädie, Heft 2 (19), S. 6-11.

Beushausen U., Grötzbach H. (2011): Evidenzbasierte Sprachtherapie. Grundlagen und Praxis. 1. Auflage. München: Elsevier.

Borgelt T. (2015): Wenn es keine Evidenz gibt. Szenarien der evidenzbasierten Praxis im logopädischen Berufsalltag. In: Forum Logopädie, Heft 1 (29), S. 24-29.

Boye J. (2013): Patientenedukation und Beratung. Studienbrief 5: Schulung von Gruppen. Studienbrief der HFH Hamburger Fern-Hochschule.

Böhme G. (2003): Sprach-, Sprech-, Stimm- und Schluckstörungen. Band 1: Klinik. 4. Auflage. München: Urban & Fischer.

Braun W., Steiner J. (2012): Prävention und Gesundheitsförderung in der Sprachentwicklung. Einführung mit Materialien. München: Reinhardt.

Chilla S., Fox-Boyer A., Gagarina N., Haberzettl S., Hänel-Faulhaber B., Hennies J., Hofmann K., Kauschke C., Klassert A., Niebuhr-Siebert S., Ostad J., Salgert K., Schindler K., Schmidt M., Siebert-Ott G., Zang J. (2014): Handbuch Spracherwerb und Sprachentwicklungsstörungen. Mehrsprachigkeit. 1. Auflage. München: Elsevier Urban & Fischer.

Cichero J., Heaton S., Bassett L. (2009): Triaging dysphagia. Nurse screeing for dysphagia in an acute hospital. In: Journal of Clinical Nursing, Nr. 18, S. 1649-1659.

Deutscher Bundesverband für Logopädie e.V. (dbl) (2005): Leitbild Logopädin/ Logopäde des dbl. URL: https://www.dbl-ev.de/fileadmin/Inhalte/Publikationen/0011_leitbild_logopaedie.pdf [Stand 14.07.2015].

Deutsches Institut für Medizinische Dokumentation und Information (DIMDI) (2014): ICF. URL: http://www.dimdi.de/static/de/klassi/icf/ [Stand 14.07.2015].

Edmiaston J., Tabor Connor L., Steger-May K., Ford A.L. (2014): A simple bedside stroke dysphagia screen, validated against video-fluoroscopy, detects dysphagia and aspiration with high sensitivity. In: J Stroke Cerebrovasc Dis., Bd. 23, Nr. 4, S. 712-716.

Etges C.L., SCheeren B., Gomes E., Barbosa L. (2014): Screening tools for dysphagia. A systematic review. In: CoDAS, Bd. 26, Nr. 5, S. 1-10.

Ickenstein G.W., Isenmann S., Ende F., Müller R., Bodechtel U., Reichmann H., Meisel A. (2012): Neurogene Dysphagie im Rahmen der Neurologischen Komplexbehandlung und strukturelle Komponenten eines Dysphagieprogrammes. In: Klinische Neurophysiologie. Stuttgart-New York: Thieme. S. 188-195.

Kleibel V. (2012): Wissenschaftliches Arbeiten. Studienbrief 3: Wissen erkunden. Recherchieren. Studienbrief der HFH Hamburger Fern-Hochschule.

Martino R., Hammond L., Knutson P., Mascitelli A., Powell-Vinden B., Tebbutt T. (2011): Dysphagie-Management bei akutem Schlaganfall. Übersetzung der Materialien der Heart and Stroke Foundation of Ontario. Teil I und II. Idstein: Schulz-Kirchner Verlag.

Park Y.-H., Bang H.L., Han H.-R., Chang H.-K. (2015): Dysphagia Screening Measures for Use in Nursing Homes. A Systematic Review. In: J Korean Acad Nurs, Bd. 45, Nr. 1, S. 1-13.

Prosiegel M., Buchholz D. (2006): Mit Schluckstörungen assoziierte neurologische Erkrankungen. In: Bartolome G., Schröter-Morasch H. (Hrsg.): Schluckstörungen. Diagnostik und Rehabilitation. 3. Auflage. München: Elsevier Urban & Fischer. S. 51-74.

Prosiegel M., Riecker A., Weiner M., Dziewas R., Lindner-Pfleghar B., Stanschus S., Warnecke T. (2012): Dysphagiemanagement in der akuten Schlaganfallphase. In: Der Nervenarzt. Berlin Heidelberg: Springer. S. 1590-1599.

Prosiegel M., Weber S. (2010-13): Dysphagie. Diagnostik und Therapie. Ein Wegweiser für kompetentes Handeln. 2. Auflage. Berlin Heidelberg: Springer.

Richter J. (2010): Dysphagie. In: Siegmüller J., Bartels H. (Hrsg.): Leitfaden. Sprache, Sprechen, Stimme, Schlucken. 2. Auflage. München: Elsevier Urban & Fischer. S. 335-364.

Trapl M., Enderle P., Nowotny M., Teuschl Y., Matz K., Dachenhausen A., Brainin M. (2007): Dysphagia Bedside Screening for Acute-Stroke Patients. The Gugging Swallowing Screen. In: Stroke Aha Journals, Bd. 38, S. 2948-2952.

Wyns B. (2011): Patientenedukation und Beratung. Studienbrief 1: Grundlagen der Kommunikation und rhetorischer Elemente. Studienbrief der HFH Hamburger Fern-Hochschule.

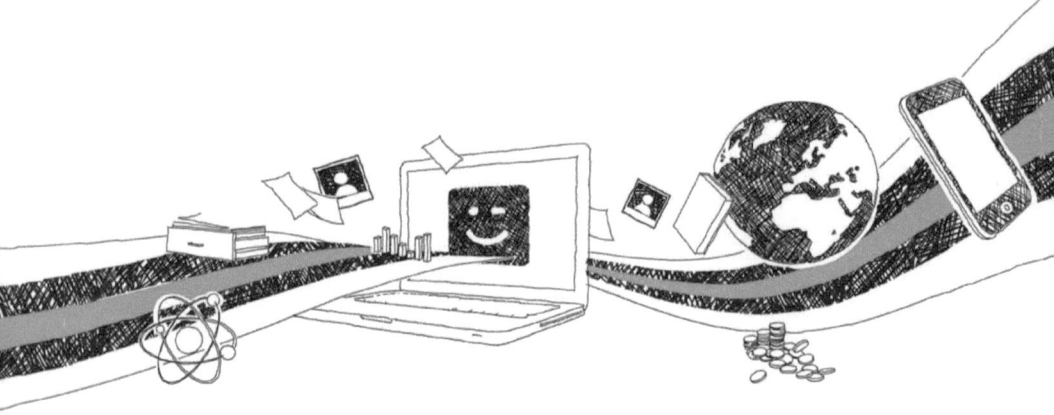
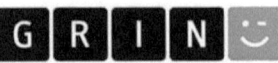